PLUS RIEN A CRAINDRE

DU CHOLÉRA NI DU TYPHUS

PAR UNE

MÉDICATION DES PLUS SIMPLES ET DES PLUS NATURELLES

AINSI QUE DE LA

MÉDICATION DE TOUTES LES MALADIES EN GÉNÉRAL

PRÉCÉDÉE D'UNE

NOUVELLE THÉORIE DE LA TERRE ET DE L'ESPACE CÉLESTE

Par Mt. MOUTON.

> Qu'on s'élève sur la cîme du Mont-Blanc et qu'on lance dans l'immensité un boulet rouge, nous pensons qu'on se procurera le spectacle de l'aérolithe lancé par les éruptions volcaniques des pôles; que ce boulet se maintiendra dans l'espace en s'enveloppant immédiatement de vapeurs qui feront son point d'appui; mais il retombera aussitôt que ces vapeurs auront atteint l'atmosphère de la terre.

PARIS

LIBRAIRIE ADMINISTRATIVE DE PAUL DUPONT

Rue de Grenelle-Saint-Honoré, 45,

Et chez l'auteur, rue de Colombe, 61, à Courbevoie (Seine).

1866

UN PREMIER MOT.

Chers lecteurs,

En étudiant les principes du choléra, je fus amené à étudier toutes les maladies en général.

A la suite de cette double étude, j'ai cru m'apercevoir que dans la nature tout s'enchaînait, que la nature céleste obéit aux mêmes lois que la nature terrestre, et se résume en ces deux seuls principes : principe de chaleur et principe du froid, produisant toujours par opposition la vie et le mouvement de tout ce qui vit et progresse dans la nature tout entière, tant céleste que terrestre.

Cette règle des principes est invariable, et elle est tellement coordonnée avec leur essence qu'aucun corps constitué, quelle que soit sa nature, ne peut ni progresser ni se développer si l'harmonie de ces deux principes est troublée.

Descendons jusque dans l'ordre social. Quel est le principe vital, l'âme des sociétés, soit barbare soit civilisée ? C'est le droit et, pour principe de mort, l'iniquité.

Cher lecteur, soyez persuadé que si le droit, tout droit qu'il est et qu'il doit être, est brutal, l'iniquité sera barbare, sera sauvage.

Et pourtant, ni l'un ni l'autre de ces deux principes ne peut disparaître, car plus d'iniquité, plus de droit, l'iniquité disparaissant, le droit s'efface.

Qui peut faire la noblesse et la grandeur de la vertu ? L'idée seule du vice.

Qui peut faire connaître et aimer la justice ? L'idée seule de l'injustice.

Qui fait la beauté du jour ? La nuit.

Qui fait le charme de la lumière ? Ce sont les ténèbres.

Qui fait le bonheur des uns ? C'est le malheur des autres. Nous n'entendons pas par là jouir ou profiter de la défaite d'un adversaire, mais être préservés d'un coup fatal frappé par le destin. Car le malheur d'un ami n'est, certes, pas pour nous une satisfaction, mais il peut nous faire comprendre que nous sommes heureux de n'avoir pas été atteints par ce malheur qui vient de le frapper.

Dans tout et partout, nous rencontrons ces deux principes, et ils sont inséparables ; car sans la présence de l'un, il ne nous est pas donné de pouvoir comprendre l'autre.

Revenons au droit. Après avoir dit que si le droit est brutal, l'iniquité sera féroce et sauvage.

Qui cédera ? Qui doit se tempérér ? L'iniquité ? Non.

Car l'iniquité n'a que le sentiment de sa propre existence. Elle est aveugle, ignorante ; c'est l'erreur, c'est l'aberration parfois conduisant au crime.

Plus on l'a pousse, plus on la presse, plus elle se révolte.

C'est le droit qui doit céder et se tempérer. Car il est l'âme de la société ; car il est la raison ; car il est la justice, le bon sens, et il ne peut jamais périr, jamais s'éteindre sans livrer à une décomposition plus ou moins lente le corps qu'il aura été forcé d'abandonner.

Ainsi, le droit se tempérant, l'iniquité, de sauvage, ne sera plus qu'effrontée, subtile, rusée. Que le droit se tempère de nouveau, elle modifiera encore ses allures.

Mais l'iniquité sera toujours iniquité, non pas toujours de fait, peut-être, car affirmer ce point ce serait nier le progrès, ce serait douter de l'avenir ; mais elle sera et doit être toujours iniquité par elle-même. C'est elle qui doit désigner la route par où le droit doit passer, elle doit être sa ligne de démarcation.

Et sitôt qu'il dépasse la ligne indiquée par elle, il se fait iniquité lui-même. 89 ne nous l'a-t-il pas fait comprendre ?

Avant 89 on disait : Mon droit, nos droits. Depuis 89 on dit encore : Mon droit, nos droits.

Puis on dit aussi : Le droit ancien, et le droit nouveau.

Eh bien, de ces deux choses il ne peut en être qu'une : ou le droit ancien était une iniquité et le droit nouveau le droit ou le droit nouveau une iniquité et le droit ancien le droit. Car le droit ne peut être ni ancien ni nouveau ; il ne peut être que droit, et, en acceptant cette théorie du droit ancien et du droit nouveau, c'est légitimer les principes qui ont donné naissance au droit ancien, ce qui ne serait pas en rapport avec toutes les règles qui constituent le progrès des choses qui grandissent et se développent.

Ne serait-il pas plus logique, plus raisonnable de dire qu'à l'époque précitée le principe vital de la société avait disparu, écrasé, vaincu par le principe contraire, et l'iniquité seule dominait, non plus sauvage, mais effrontée et n'en devait pas moins fatalement conduire à sa perte ce corps sans âme, ce corps qui n'avait plus que le principe de mort, et, d'après les règles invariables de la nature, produire par sa décomposition et, par l'intermédiaire des agents de ces deux principes éteints, former un corps nouveau, mais régulièment constitué ;

Le droit et l'iniquité recommençant leurs luttes éternelles, si le monde est éternel.

Pour que l'un de ces deux principes disparaisse pour toujours, il faut que le monde soit mort pour toujours.

N'y a-t-il pas que la présence de la chaleur dans certaines régions terrestres qui y donnent le mouvement et la vie, et dans d'autres la présence du froid.

Ces deux principes sont donc corrollaires, conséquents ; ils ont donc leur raison d'être. Et partout où un seul de ces principes dominera, ce sera l'anéantissement, le silence, puis la mort.

THÉORIE DE LA TERRE

ET DE L'ESPACE CÉLESTE

PREMIÈRE PARTIE

DE L'HISTOIRE DE LA TERRE

Par M. Léon BROTHIER.

« Puisque nous avons la prétention de faire l'histoire de notre pla-
« nète, dit M. Brothier, nous considérons cette planète comme un
« corps vivant. » Cette opinion doit-être plus que raisonnable, elle
doit être juste.

« Le caractère essentiel de la vie, dit-il encore, n'est pas la sen-
« sibilité, mais le développement, le progrès. » Rien n'est plus
logique.

« Si la terre nous paraît morte, poursuit-il, c'est que, à notre
« époque, ses développements n'ayant lieu que par voie d'évolution
« lente et insensible, ils échappent à notre vue, etc., etc. » On
trouvera dans le cours de notre travail comment ses développements doivent avoir lieu, pourquoi ils sont plus lents, et plus la terre
prendra de développements, et plus ces époques seront éloignées.

« La question des origines sera éternellement pour l'homme une
« question insoluble, » ajoute-t-il ; peut-être, et nous avons la
conviction que tous les savants qui voudront bien nous faire l'hon-
neur d'une simple lecture, pourraient bien reconnaître qu'il peut y
avoir, dans notre théorie sur l'espace céleste, quelques traits de
lumière qui seront peut-être très-utiles à la science astronomique.

DE LA TERRE.

Pour prévenir le lecteur et l'initier d'avance à notre théorie, nous allons donner, à part, quelques détails sur le mouvement de la terre :

Un foyer central d'où correspondent tous les volcans ;

Elle tourne sur elle-même et non autour du soleil mais par la puissance des rayons solaires et par cette loi constante de l'opposition ;

Le mouvement de bas en haut, c'est-à-dire le soleil, du pôle nord descendant sur le pôle sud, du moins en apparence, car ce ne peut être que la terre qui se prête à ce mouvement, et ce mouvement de bas en haut est produit par les volcans qui brûlent tour à tour sur les pôles.

Au mois de septembre, moment de l'équinoxe, la terre commence à s'incliner vers le nord, et le pôle sud se relève, les glaces commencent à se former sous le pôle nord. Au mois de décembre le froid est extrême, les glaces ont grandi, et ce doit être ces glaces qui maintiennent le niveau des mers; car il est de toute évidence que, la terre s'inclinant vers le nord, les eaux s'y portent. Mais le froid étant extrême, il se forme des banquises de glaces d'une hauteur prodigieuse, et plus la terre s'incline, plus les eaux s'y portent; mais plus aussi les banquises de glaces s'élèvent, et ce sont ces banquises de glaces qui servent de digues aux eaux et qui maintiennent le niveau des mers du milieu.

Mais, à cette époque du mois de décembre, le froid est si intense sous le pôle nord, que les feux souterrains, animés par la violence de l'extrême froid, sont tellement excités qu'ils sortent de la terre en projetant dans ces noires ténèbres une immense clarté que nous nommons aurore boréale. Ces volcans brûlent et rongent la terre sur ces parties de notre planète. Mais, en brûlant, ces feux forment d'immenses vapeurs, réchauffent la terre, et, ce n'est que par ce seul fait que les glaces peuvent se détacher de la terre dans ces régions perdues ; et si les glaces se détachent sur le pôle nord avant l'équinoxe de mars, elles ne peuvent se mettre en route qu'après cette époque, c'est-à-dire après que le balancement de la terre s'est prononcé pour le pôle sud. En effet, le pôle sud s'inclinant, les eaux viennent y chercher leur niveau et, par ce fait, nous apportent les glaces du pôle nord qui se fondent dans les régions tempérées, et les phénomènes que nous venons de décrire vont avoir lieu sous le pôle sud.

Voici pour le balancement de la terre de bas en haut et de haut en bas.

Maintenant pour son mouvement sur elle-même et l'équilibre de ses eaux, ce phénomène ne peut être dû qu'à cette loi suprême de l'opposition de la chaleur et du froid.

Donc, il y a dans les eaux, comme dans l'air, deux principes : le principe de chaleur et le principe froid. Il est de toute évidence que, la nuit, le froid domine. Par opposition, le principe de chaleur contenu dans l'eau se présente à la surface, et refoulant sous lui le principe froid, étant lui-même maintenu par le principe froid atmosphérique, le jour survient avec la chaleur. Le principe de chaleur contenu dans l'eau se détend en présence de son élément, et se laisse facilement dominer par le principe froid, qui, par opposition, se présente à la surface en refoulant sous lui le principe de chaleur, puis est également, lui-même, contenu par le principe de chaleur atmosphérique.

Ce qui fait que la glace contient des principes de feu, et que l'eau, vaincue par le principe de chaleur, ne doit contenir que des principes salins.

DE L'AÉROLITHE

ou la formation régulière des planètes.

Les savants qui pensent que l'aérolithe provient des volcans terrestres ont, selon nous, raison. Mais de quels volcans, et comment a lieu ce phénomène ? Veuillez, cher lecteur, nous prêter une sérieuse attention, car nous allons essayer de mettre sous vos yeux ce travail si simple et si parfait de la nature.

Nous avons donc deux pôles : le nord et le sud. Ces deux pôles ont tour à tour de longues nuits d'hiver. D'immenses glaces se forment dans ces régions qui, à un moment donné, viennent se fondre dans des régions plus tempérées. Mais comment se détachent ces glaces dans ces régions si froides ? Ce n'est certes pas par la présence du soleil, car nous en avons sous les tropiques qui ne fondent jamais. Il faut donc chercher une autre cause qui, selon nous, doit être celle-ci.

Prenons pour point de départ le pôle nord ; au mois de septembre, la nuit commence avec le froid ; le froid grandit, grandit toujours ; puis viennent les glaces et les neiges ; mais quand ce froid a converti en neiges et en glaces toutes les vapeurs, l'intensité de ce froid devient extrême. Nous ne nous hasarderons pas à dire ici à quel degré les feux souterrains sont excités, remontent par opposition, s'animent, grandissent et jettent dans ces noires ténèbres d'immenses flammes qui répandent au loin une lueur crépusculaire, que nous nommons aurore boréale.

Ces volcans réchauffent la terre, forment d'immenses vapeurs chaudes, peut-être brûlantes ; la fonte des neiges a lieu, dont une partie des eaux s'écoule dans ces gouffres de feu et lui sert d'aliment ; il se produit alors une énorme quantité de vapeurs, et ce ne peut être que par la seule chaleur de la terre que les glaces se détachent des pôles, au mois de mars, pour le pôle nord, au mois de septembre pour le pôle sud; et ces glaces commencent à s'approcher des mers du milieu, sitôt après les équinoxes.

Au mois de mars la terre s'inclinant vers le pôle sud, les eaux des mers du nord prennent leur cours dans les mers du sud, elles apportent en même temps dans les régions tempérées leurs glaces, qui se fondent en augmentant le volume des eaux dans cette partie des mers, qui les perdent par le balancement de la terre, qui s'incline vers le pôle sud; et ce sont ces quantités de vapeurs, développées par les feux souterrains, qui refoulent l'élément froid ; mais ce qui pourrait bien se faire aussi, pour notre part nous le croyons, c'est que ce soit la terre qui obéisse à cette force de répulsion et reprenne son mouvement de bas en haut, car les mêmes mouvements ont lieu sous les deux pôles avec les mêmes phénomènes, mais aux époques opposées, puis ces mouvements sont si réguliers et tellement en harmonie, qu'ils nous ramènent toujours à la même époque les mêmes saisons.

Cela s'explique, car du moment que les feux volcaniques du pôle nord s'agitent et déterminent par leurs violences de grandes quantités de vapeurs qui redonnent à la terre son mouvement de répulsion de bas en haut, le pôle sud se prête à ce mouvement en retournant de haut en bas, par la raison que chaque feu des pôles, après avoir fondu la neige et la glace, développé d'immenses vapeurs, leur foyers sont privés de cet air froid, qui les anime et qui les fait monter à la surface de la terre.

Mais l'impulsion étant donnée, la terre exécute son mouvement, qui, du reste, est encore facilité par le poids du froid qui redescend sur le pôle opposé, en transformant en neiges et en glaces les vapeurs que l'ardent foyer a développées,

Jusqu'à ce que tout soit glace et recommence ce que nous venons de décrire plus haut.

Il serait bon de définir ici ces principes. Nous disons définir, ce n'est pas précisément l'expression, car on ne saura sans doute jamais ce que c'est que le feu et ce que c'est que le froid.

Ces deux principes sont aussi insaisissables l'un que l'autre, brûlant aussi fort l'un que l'autre, vivant l'un par l'autre, puis périssant tour à tour pour avoir voulu trop dominer,

C'est-à-dire abandonnant le sujet duquel ils faisaient la vie, car ni l'un ni l'autre de ces principes ne peut périr; dans la nature, rien ne doit périr, pas même la matière que ces principes animaient, une métamorphose a lieu, voilà tout; puis de ce sujet mort, éteint, la nature, toujours par l'intermédiaire des deux principes chaud et froid, remet en mouvement d'autres êtres, soit animal, soit végétal.

Donc ce sont ces deux principes, ces deux éléments insaisissables qui font tous les mouvements et l'existence de tout ce qui se meut, végète ou progresse dans la nature.

Revenons à l'aérolithe ou pierre tombée du ciel. Ayant dit que les aurores boréales étaient le produit des feux volcaniques des volcans des pôles, nous en dirons donc autant des aérolithes, au moment ou l'extrême froid descend sur les bouches volcaniques, peut-être plus élevées les unes que les autres; s'il y en a plusieurs, l'éruption doit être si violente, que des pierres en ignition sont lancées à une certaine hauteur dans cette immensité froide, qu'il s'y forme immédiatement une atmosphère nébuleuse par les vapeurs que ce bloc incandescent produit autour de lui; et voici la vie dans cette immensité morte.

Nous devons dire ici que l'expression dont nous nous servons de froide et de morte, pour désigner l'espace vide qui sépare les mondes qui se meuvent dans cette immensité, est simplement pour ne pas former une confusion entre les planètes, les soleils ou étoiles.

Les planètes ont à leur intérieur un feu qui les anime, tandis que, pour les soleils ou étoiles, comme on le verra plus tard dans le cours de ce travail, leur intérieur doit être une masse inerte, morte, et, par ce fait, condamné à l'immobilité.

Notre croyance est donc que, cet espace vide, est rempli d'un fluide ayant en égale quantité les deux éléments qui constituent le principe de chaleur et le principe de froid, formant tour à tour la même opposition, c'est-à-dire enveloppant tour à tour les sujets morts ou vivants, et nous considérons bien entendu la terre comme vivante; puisqu'elle se développe et grandit.

Ce feu, ce principe vital, comme on l'a appelé avec raison, ne peut plus périr dans cette immensité froide, que par un accident; car en brûlant cet air froid qui le presse, ce feu forme des vapeurs qui sont aussitôt glacées quelles sont refondues; il serait très-probable que ce bloc enflammé finisse par se vitrifier à sa surface et se couvrir d'un principe salin qui le contiendrait dans une certaine limite, et le préserverait des eaux qui s'amassent au fur et à mesure que ses vapeurs se développent, mais constamment en rapport avec l'élément froid par ses parties les plus saillantes, se vivifiant se donnant de plus en plus des vapeurs et des eaux, jusqu'à ce que la croûte de ces parties creuses devienne assez épaisse pour que le peu d'eau qui s'y amasse puisse se tempérer.

Là, alors, a lieu les mêmes phénomènes que sur notre globe, les vapeurs que les bouches brûlantes développent par leur contact avec l'immensité froide, tombent en neiges, l'eau des réservoirs se glace, et ce principe de mort semble avoir étouffé cette malheureuse étincelle que la puissance de nos volcans à lancé dans son vaste empire.

Mais, d'après les lois de la nature, il ne doit pas en être ainsi, car tout ce qui a du mouvement de la vie, doit aller jusqu'aux limites que la nature leur a tracées, et toute fin, avant cette époque, doit être considérée comme un accident, tant pour les choses que pour les hommes.

Donc, ce n'est pas le froid qui peut détruire cette étincelle; ce froid, au contraire, ne fait que l'exciter, et l'exciter à un point, que des éruptions ont lieu, l'élément brûlant brise son enveloppe, fond les glaces, se refait de nouvelles vapeurs qui le protégent encore contre son implacable adversaire; mais, à force d'éruptions et de se former de plus en plus des vapeurs, son atmosphère grandit grandit toujours.

Mais n'ayant été lancé qu'à deux mille mètres, nous supposons, il arrive donc qu'un jour, que ses vapeurs sont grandies à un point qu'elles finissent par atteindre l'atmosphère de la terre, ou soit que l'atmosphère de la térre soit élevée plus qu'à l'ordinaire elle atteigne les vapeurs de l'aérolithe.

Enfin, que ce soit l'une ou l'autre de ces deux versions, le fait doit être que cétte rencontre a lieu, puis instantanément la chute de l'aérolithe a lieu aussi ; ses vapeurs et ses eaux sont absorbées par l'atmosphère de la terre et son feu s'éteint en traversant nos régions tempérées.

On peut dont raisonnablement supposer que la terre a été créée de cette manière, aérolithe lancé d'une planète par l'éruption d'un volcan.

Au premier coup d'œil cette version ne serait pas acceptable, car l'aérolithe ne peut pas être lancé des volcans de la terre à une distance assez considérable pour ne pas venir finir par être absorbé par la puissante atmosphère terrestre.

Mais ne se peut-il pas qu'un aérolithe soit lancé à une grande distance, puis prendre un grand développement, que cet aérolithe lui-même par une éruption, comme il est dit plus haut, lance à une distance encore plus éloignée un autre aérolithe, et, longtemps après, qu'il retombe lui-même sur la planète qui l'a lancé, en laissant celui qu'il a lancé lui-même à une hauteur prodigieuse déjà, et pouvant acquérir de grandes proportions sans atteindre l'atmosphère de la planète mère; la planète mère ne peut-elle pas elle-même, être absorbée par une autre planète plus considérable qu'elle, en laissant à une distance infinie l'aérolithe, qui, par son développement peut devenir une terre habitable et habitée.

Pour notre compte cependant, nous ne croyons pas qu'une planète puisse se créer ainsi, nous y reviendrons dans le courant de cet ouvrage et fixerons notre opinion.

Occupons-nous un instant de l'aérolithe, que nous avons laissé perdu dans l'immensité, il vient sans doute un temps où la croûte est assez épaisse, en certaine partie surtout, pour acquérir une température propre à la création.

Mais de quelle nature en seront les êtres ? Voilà tout ce que l'on peut dire : de quoi seront-ils créés ? De si peu de chose que l'on serait tenté de dire : ils seront créés de rien.

En effet, quand on pense que ces chênes énormes sont le produit de glands à peine gros comme le bout du doigt, ne serait-t-on pas en effet, tenté de dire : ils sont créés de rien, en comparant la force du sujet à la semence; mais le germe primitif, comment était-il ? imperceptible peut-être.

Mais ces êtres créés, comment vivront-ils ? la chaleur de l'atmosphère, puis un peu d'eau sans doute leur suffira, et les débris de ces premiers êtres servira à former un limon à ce noyau de feu.

De ce limon sortiront d'autres êtres,dont les débris lui profiteront encore, et de créations en débris, comme de débris en créations sa surface augmentera.

Nous avons pour exemple notre globe, qui doit prendre tous les jours des proportions nouvelles, toujours cependant aux dépens de ses eaux que les pôles lui fournissent, par leur rapport, de temps en temps direct, avec l'immensité froide ; mais doit-on conclure que toutes les eaux qui sont sur notre globe soient le produit direct de la présence des feux de la terre avec l'élément froid.

Évidemment non.

Car les aérolithes tombés sur elle, lui en ont fourni ; mais ne se pourrait-il pas encore que d'autres planètes, plus ou moins considérables, ne soient venues se joindre à elle par la rencontre des deux atmosphères.

Les savants sont d'accord pour affirmer que l'harmonie qui existe entre ces mondes qui peuplent l'espace céleste, vient d'une loi supérieure, c'est-à-dire d'une loi d'attraction que produit l'astre supérieur qui par son élément les domine, les attire tout en les maintenant à une distance respective.

Ne serait-ce pas une erreur de croire que la terre est à 34 millions de lieues du soleil et qu'elle fait par jour 6,000,000 lieues , nous croyons qu'un corps rond ne peut opérer de parcours que ce que lui permet sa circonférence, pour revenir au point de repère d'où il est parti.

C'est-à-dire que la terre nous montrant le soleil tous les jours, elle ne peut avancer autour de la zone qui la sépare, que ce que lui permettra sa circonférence, pour nous le remontrer de nouveau.

En plus, n'est-il pas dit que la terre ne peut ni s'éloigner, ni franchir cette zone qui la sépare du soleil. Ceci ne doit pas être juste, ou il faudrait que la lune ait ce privilége , car il est de toute évidence que, au moment où elle se renouvelle, elle se trouve entre le soleil et la terre ; dans cette position, il faut donc qu'elle ait franchi cette zone, ou que la terre s'en soit retirée.

Espérons que le temps n'est pas éloigné où la science ne se contentera plus de ces données insuffisantes à son développement, qu'elle cherchera par des expériences plus positives la solution de ce si précieux mystère.

D'après ce que nous croyons entrevoir, la terre ne tournerait pas autour du soleil ; mais sur elle-même, par l'influence des rayons solaires formant toujours une force majeure, auquel le principe froid est forcé de céder, c'est-à-dire le jour poursuivant la nuit, la lumière poursuivant les ténèbres, ou le principe de chaleur poursuivant le principe froid sans pouvoir l'atteindre pour le dominer ; c'est le principe froid, fuyant devant le principe de chaleur, car le principe de chaleur étant développé par les rayons solaires a acquis une force supérieure à son adversaire, et le fait fuir devant lui.

Nous croyons utile cependant de nous expliquer plus clairement sur ce passage en disant que le principe de chaleur a acquis, par l'intermédiaire des rayons solaires, une force supérieure à son adversaire et le fait fuir devant lui ; on pourrait donc se méprendre sur la portée de notre jugement,

Car principe de chaleur et rayons solaires ne sont absolument qu'un, en disant que le principe de chaleur est supérieur, on pourrait croire, comme nous venons de le dire, que notre jugement le porte supérieur pour toute la surface du globe.

Non, puisque, le soleil passant sous l'équateur, il existe douze heures de jour et douze heures de nuit, la force de ces principes est donc égale ; ayant à cette époque de l'année les mêmes avantages, il serait donc illogique de supposer qu'un principe pût acquérir sur l'autre principe une force supérieure, sans que la constante harmonie des mouvements périodiques de l'astre en soit troublée.

Voici ce qui doit exister et ce qui est parfaitement en rapport avec nos convictions dominantes dans ce travail.

Une fois la ligne de l'équateur franchie, le soleil remontant vers le pôle d'où le principe froid sort de dominer, il y trouve son principe réuni, massé, groupé ensemble, comme un corps d'armée, ne pouvant résister à un ennemi supérieur qui l'écrase, se grouperait d'une masse, pour résister. Mais en cherchant toujours à conserver le noyau qui forme son principe, c'est-à-dire son état major qui est son élément vital, ce principe réuni, massé, groupé ensemble, ce sont les glaces, que les longues nuits d'hiver ont développé sous le pôle, vers lequel le soleil remonte qui font la force de cet élément pour y remonter ; car la glace c'est son principe coagulé par la présence d'une force supérieure, c'est-à-dire vaincu par l'élément froid ; et sitôt la ligne de l'équateur franchie, ce que l'élément vital gagne sur l'élément froid en remontant sur un pôle, l'élément froid le reprend en descendant sur l'autre, c'est-à-dire, ce que le jour gagne sur la nuit, quand le soleil remonte vers le pôle nord, la nuit le reprend en descendant sur le pôle sud, et vice versà, ce qui fait que quand un principe domine sur un pôle, l'autre principe domine sur l'autre ; la preuve ce sont les douze heures de jour et les douze heures de nuit, le soleil passant sous l'équateur puis sous les pôles, les six mois de jour et les six mois de nuit, et tous ces changements par des mouvements très-réguliers.

Il n'y a donc que les feux volcaniques des pôles qui peuvent redonner le mouvement d'impulsion ou de répulsion.

Mais, à notre avis c'est le mouvement de répulsion, car, le soleil étant sur le pôle nord, les feux souterrains de ce pôle, au lieu d'être excités à sortir du sein de la terre, comme par le froid, s'y enfoncent, tandis que l'opposé a lieu sous le pôle sud : les feux excités par l'élément froid se raniment et produisent, comme nous l'avons déjà dit, des vapeurs qui donnent à la terre les mouvements de répulsion pour remonter, et le soleil, ce principe vital, profite de cet avantage pour revenir sur le pôle sud, ou du moins parait revenir, et, tous les six mois, ont lieu les mêmes phénomènes.

Nous croyons devoir dire ici que la glace, réduite et brulée jusqu'à un certain point par le principe froid, doit produire des étincelles plus ou moins considérables, et cela dépendra du volume que le froid aura réduit.

DU DÉLUGE.

Disons ici ce que nous pensons de ce phénomène tant commenté par tous ceux qui s'occupent de cette intéressante question.

Ne serait-il pas raisonnable de supposer que le cercle qui forme aujourd'hui l'équateur, eût été, avant le déluge, ce que nous nommons aujourd'hui pôle, que les pôles, à force de brûler, se consument s'usent, tandis que l'équateur par son atmosphère tempérée, s'augmente des débris des sujets que la nature produit et détruit tour à tour, ainsi que des débris terrestres des pôles que les glaces apportent dans les mers du milieu.

Donc le cercle de l'équateur, s'élève, s'élargit, tandis qu'en brûlant les pôles diminuent, la terre se raccourcit de sa forme oblongue. Mais un jour viendra, comme il en est venu déjà, que la terre perdant son équilibre, soit par la présence du soleil sur le pôle nord, ou soit par sa présence sur le pôle sud, il arrivera donc que la terre, perdant son équilibre, l'équateur redeviendra pôle, et ce changement produira inévitablement un autre déluge, car, selon nous, tel a eu lieu le déluge dont font mention les livres anciens, et tels ont eu lieu bien d'autres déluges dans des temps bien plus reculés.

EXEMPLE. — Donnons à un objet quelconque, pourvu qu'il se maintienne sur l'eau, la forme que nous supposons à la terre, il s'y tiendra sur sa forme oblongue, raccourcissons-le, il perdra cet équilibre en perdant sa longueur et il tombera sur une de ses parties plates.

Il en doit être de même de la terre, rongée par les volcans des pôles et acquérant du développement sous le cercle équatorial. Mais, arrivée à un point où la largeur dominera la longueur, il est évident qu'elle se renversera soit sur un pôle, soit sur l'autre, et par ce fait produira un déluge par le changement de lit des eaux, et ceci est parfaitement en rapport avec la présence de tous ces coquillages qui se trouvent sur toutes les parties du globe.

Deux mots encore sur le développement de notre planète, et revenons au chêne dont nous avons déjà parlé, à ce simple gland à peine gros comme le bout du doigt déposé dans un sol fertile. Quand il aura acquis l'âge de deux cents ans, qu'on l'abatte puis qu'on le brûle, toute la cendre qui en restera appartiendra à la terre, extraction faite des principes salins, mais si l'on eût chaque année ramassé toutes ses feuilles, ses branches mortes, ses fleurs, ses glands, qu'on les eût brûlés. ainsi que ses nombreuses racines, il nous semble que le tas serait visible.

Mais en se réduisant sur le sol, ils ont produit et produisent la même quantité de détritus, sans compter ce que ces détritus, dans l'espace de deux siècles, auront fait produire à d'autres espèces, et chaque plante produise le même résultat, ainsi que tous les êtres n'appartenant pas directement au sol, mais qui y sont fixés, parce qu'est là la source de leur élément vital ; et tous ces salins, que les eaux font dissoudre de ces détritus de toutes espèces, en pénétrant dans le sol, forment, en s'agglomérant, différents noyaux qui augmentent encore le volume terrestre.

DES COMÈTES.

Les comètes qui nous apparaissent ne doivent être que des terres, non pas en formation comme le pensent généralement les savants, mais des terres qui ont perdu leur équilibre en perdant leur atmossphère, sans cependant que leurs feux soient complétement éteints, mais arrivées à un tel degré de diminution que l'immensité froide les a dominées, soit par la diminution des eaux nécessaires pour le développement des gaz qui composent l'atmosphère , soit par une éruption volcanique qui les a pour ainsi dire éteintes, c'est ce que l'on ne peut pas juger...

Nous avons donné cette version, mais nous n'y croyons pas, et nous penchons pour celle-ci :

Que les volcans de l'équateur, par suite de l'atmosphère trop lourde, trop chaude de la planète se sont éteints, mais que celle-ci par la quantité de gaz, et l'influence des rayons solaires, n'en continue pas moins son mouvement sur elle même, jusqu'à ce que les volcans des pôles aient accompli leur destruction sur ces parties de la planète, puis comme nous venons de le dire, la planète, perdant son équilibre par le trop grand développement du cercle équatorial, elle retombe sur la partie plate, soit du pôle nord, soit du pôle sud, et vu la grande quantité de ses eaux, une des surfaces plates d'un des deux pôles se trouve submergée, et la bouche volcanique, engloutie, noyée.

Elle peut bien avoir encore quelque temps des éruptions, mais elle se trouve vaincue par le volume de la masse liquide et il ne reste alors à la planète, qu'une seule bouche enflammée et, par ce nouvel accident, que la force de répulsion ; mais, arrivée au degré supérieur, elle se maintiendra, comme une coquille d'œuf dans lequel on introduirait du plomb fondu. L'ouverture du cratère de la planète vomissant du feu se trouverait en haut.

Comme nous avons déjà dit, cette planète privée de ses feux pour former opposition au principe froid qui l'entoure, une congélation générale aurait lieu, jusqu'à cependant une certaine distance de la bouche volcanique, mais elle n'en a pas moins perdu son équilibre, et cette terre se trouve forcée de parcourir l'immensité, dans ce parcours son seul foyer s'anime, devient violent, mais pas assez pour arrêter dans sa course cette masse dont la chute a donné une si grande impulsion; puis cette terre, sans aucune rencontre, brûle jusqu'à ce qu'elle soit redevenue ce qu'elle était quand elle a commencé, c'est-à-dire néant pour elle ; toutes ses vapeurs perdues dans sa route sont transformées en glaces durant tout son parcours, et c'est ce qui sans doute forme ce que nous nommons queue, réflété par les rayons solaires, puis ces glaces sont brûlées, détruites par le principe froid, pour redonner à la nature céleste les éléments nécessaires au développement de mondes plus nouveaux. Après avoir dit en commençant comment une terre pouvait être crée par une autre terre nous avons ajouté, que nous ne croyons pas pour notre compte, qu'une terre puisse être créée ainsi. Voici maintenant la version sur laquelle nous nous fixons.

Ne serait-il pas très-naturel de supposer ici qu'une comète, en parcourant ainsi l'immensité, jetât et perdît de temps en temps sur sa route des blocs incandescents, lancés par la bouche volcanique qui la consume, et formant, avec le temps, dans cette immensité perdue, des milliers de planètes, en passant par le stage d'aérolithe.

RÉFLEXIONS

SUR LE SOLEIL ET LES ÉTOILES.

Du soleil.

Une planète entièrement brulée, n'ayant aucunement pu reformer son atmosphère, un noyau de mercure, par la force des feux de la bouche volcanique et la diminution de la planète, s'est formé en augmentant de plus que la planète diminuait, arrivé à un certain point que le globule de mercure, n'a plus formé que son noyau, mêlé peut-être, ou enveloppant une masse considérable de scories abandonnées par l'élément vital, mais, arrivé à ce degré suprême et l'élément vital ne pouvant pas périr, il renveloppe ce globule de scories et de mercure, puis au lieu d'être l'âme de la chose, il se trouve en être le sujet, et tout sujet dont l'âme sera morte ne pourra plus jamais acquérir de développement, il ne pourra que finir et s'éteindre.

Des étoiles.

Les étoiles doivent être créées de la manière dont nous venons de parler, peut-être s'en trouve-t-il de créées dans le parcours de la planète qui se consume en lançant, par ses éruptions, des scories enflammées, qui se trouvent perdues dans l'immensité froide, et ces scories étant d'un principe mort, le principe vital est forcé de l'envelopper pour se faire un noyau, mais en l'enveloppant, il se trouve, comme nous venons de le dire plus haut, le corps au lieu d'être l'âme, devant lui l'immensité froide qui le presse, et au milieu de lui un noyau qui doit faire sa force comme point d'appui par sa résistance.

Ainsi donc tout ce que nous pouvons supposer : un aérolithe peut devenir une terre. — Cette terre par un accident, comme nous l'avons précédemment développé, peut perdre son équilibre, et tomber, — en tombant brûler et se réduire, — d'obscure devenir lumineuse, c'est-à-dire soleil, — ou étoile, — et cela dépendra de la distance à laquelle elle se trouvera d'autres planètes, après avoir été mue par l'attraction d'un principe, elle en fera mouvoir d'autres par l'attraction de ce même principe, et, après avoir parcouru des distances infinies, s'être remuée, agitée dans tous les sens, elle s'est condamnée à l'immobilité, en se donnant pour âme un principe de mort.

C'est toujours le tort que l'on a de vivre sans ménagement, on périt souvent pour avoir trop bien vécu. Mais la terre pour devenir soleil, dira-t-on, c'est de chenille devenir papillon, la métamorphose est désirable.

Nous croyons, qu'il vaut encore mieux vivre chenille, que de s'exposer à périr dans une métamorphose, car toutes les chenilles ne deviennent pas papillons, comme toutes les planètes, peuvent bien ne pas devenir soleils, comme nous avons eu soin de le dire : elle peuvent rencontrer sur leur route d'autres planètes qui les absorbent.

Comme les étoiles qui s'éteignent, elles se trouvent sans doute sur la route d'une planète qui se consume, et l'élément vital perdu dans cette immensité s'unit à son principe qui forme l'âme de la planète qui se réduit, en abandonnant à sa destinée cette âme morte qui le tenait dans l'immobilité, depuis peut-être des milliers ou des millions d'années, qui peut savoir ?

Et ce qui nous porte à croire que le soleil peut avoir été créé de cette manière, c'est que si le soleil était une terre en complète ignition, il se formerait des vapeurs et par ce fait deviendrait nébuleux.

Donc, la lumière qui forme le soleil ne peut et ne doit être qu'un principe épuré ayant pour noyau le représentant du principe contraire, tandis que l'aérolithe lancé par l'éruption volcanique de la planète en destruction se trouve composé d'un mélange de ces deux principes.

DE LA LUNE.

La Lune ne peut-être qu'une terre qui a complètement perdu ses feux, et qui subit tour à tour l'influence, du froid extrême contenu dans l'immensité, du tempéré de la terre, et de l'extrême chaleur du soleil, la lune ne doit pas tourner autour de la terre, pas plus que la terre ne doit tourner autour du soleil.

La lune doit s'approcher du soleil en ligne directe, la terre monter et descendre pour lui livrer passage.

La nouvelle lune sous le soleil doit être brûlante, — au premier quartier tempérée, — à son plein, glacée, — à son dernier quartier tempérée. — Brûlante ? Par opposition le tempéré de la terre lui sert de point d'attraction. — Tempérée ? C'est l'espace vide et froid qui l'attire, mais étant aussi froide que l'espace, le tempéré de la terre lui ressert de point d'attraction. — Arrivée au tempéré, la chaleur extrême du soleil, l'attire encore de nouveau, et d'après les lois invariables de l'opposition, le tempéré de la terre, doit l'attirer étant extrèmement froide comme étant extrèmement brûlante.

Nous croyons devoir dire ici, et sans aucun risque de nous tromper, que toutes les maladies, ayant un caractère analogue au choléra, feront toujours plus de victimes à la nouvelle lune qu'à son plein.

Ce que nous devons faire remarquer encore en passant et qui se rapporte très-bien avec notre théorie, c'est que la lune va toujours au mois de juin, chercher son plein dans la direction du pôle sud, comme au mois de décembre elle le vient chercher dans la direction du pôle nord, ce qui doit signifier qu'elle cherche toujours le point suprême pour se refroidir, ayant toujours besoin de sa complète congélation, pour que le tempéré de la terre puisse lui servir de point d'attraction.

Au mois de mars et de septembre, elle passe en ligne directe de l'équateur par le motif que les nuits ont la même longueur que les jours, et que cette distance suffit pour la refroidir, qui du reste doit être le même parcours, quoique n'étant pas le même cercle à notre vue.

Mais qui donc a pu jeter dans cette immensité le premier germe de vie, le premier noyau d'aérolithe, car l'aérolithe doit avoir été le premier sujet de la création.

Nous croyons devoir dire ici que le météore seul a pu produire cet effet, car le météore doit être indépendant de notre atmosphère, et c'est en y pénétrant qu'il y trouve sa fin, mais quand il se développe à une grande distance d'aucune atmosphère, il doit se former un noyau, tout aussi bien qu'une masse ignée lancée dans l'immensité par une éruption volcanique, mais probablement avec plus de temps.

Mais qui nous a dit le temps que la nature a mis à créer tous les mondes qui existent ?

3

DEUXIÈME PARTIE.

DU CHOLÉRA.

**De ses principes, de sa médication, ainsi que de la
médication de toutes les maladies en général.**

Chers Lecteurs,

Descendons maintenant de ces régions éthérées d'où l'explorateur n'en descend jamais, sans une sorte de confusion, de crainte, et parfois de désespoir, quand ses calculs ne se rencontrent pas d'une manière uniforme.

Redescendu sur cette terre qui nous produit avec la même indifférence qu'elle nous reçoit, malgré tout notre orgueil et notre puérile vanité, qu'y trouvons-nous? Les erreurs et les préjugés que les temps primitifs seuls auraient dû connaître. La science a grandi, mais l'humanité? Elle ne s'est pas seulement immobilisée, ont écrit de profond et sérieux penseurs, elle s'est appauvrie, rapetissée.

Pauvre humanité qui ne reçoit à chaque instant du jour que des poisons qui la tourmentent et la tuent, tandis que la nature a mis sous sa main de si simples remèdes pour sa conservation !

Que l'on ne croie pas que nous cherchons à élever un blâme contre la science et contre les savants qui la professent et l'étudient, non. Nous pensons que chacun a rempli son devoir, la science et les hommes; seulement ils ont été trompés l'un et l'autre, et l'un par l'autre. Le promoteur d'une chose a trompé la science par une erreur par lui commise, la science a trompé pour avoir été trompée, et la routine, cette vieille momie têtue, s'en arrange à merveille.

Avant d'entrer dans un détail sur la vie animale, examinons un peu la vie végétale.

Nous avons des contrées où les arbres ont toujours des fleurs et des fruits, pourquoi? Parce que la chaleur ne dépasse pas certains degrés au-dessus du tempéré, et certains degrés au-dessous.

Il règne donc sur la terre, le même ordre pour régler le mouvement, la vie de tout ce qui se meut en elle et par elle, qu'il règne pour elle dans l'ordre supérieur.

Mais prenons pour point de départ la région que nous habitons.

Au printemps, la nature se développe, les fleurs, les feuilles et les tiges des plantes paraissent comme par enchantement, jusqu'à ce que la séve que contient le sol soit épuisée. Dans bien des endroits, les plantes ont peine à mûrir leurs graines, ce n'est pas pour redonner des fleurs, voici déjà une preuve de ce que produit le principe de chaleur dominant ; les sels nécessaires à la vie du sujet se coagulent, se durcissent à l'action dominatrice du principe vital, et la plante, ne trouvant plus dans le sol l'élément nécessaire à son développement, est forcée de reprendre en haut, pour sa conservation, ce qui lui manque en bas ; les feuilles jaunissent, tombent ; différentes petites branches dominées par les supérieures tombent également, et si cette température élevée se maintient, la pointe supérieure de la plante se dessèchera aussi en descendant jusque dans la racine, ainsi périra le sujet.

Tué, détruit par le même principe qui l'a créé, que l'on ne perde pas cet exemple de vue, nous y reviendrons souvent.

Mais si au contraire, chaque nuit, une abondante rosée était venue désaltérer ces rameaux tourmentés par la trop grande chaleur du jour, les racines auraient gardé pour elles la séve qu'elles sont obligées de donner par une température opposée. Et cette fraîcheur fait en même temps détendre les salins qui se coagulent sous la pression du principe de chaleur dominant.

Le peu de temps que nous avons à dépenser pour la composition de ce travail, nous force à nous arrêter là pour les végétaux, et y revenir le moins possible.

Nous passerons donc à la partie animale de notre globe. Cette partie n'ayant plus le même caractère, ni la même dépendance que la plante envers la terre, nous lui donnerons donc beaucoup plus de développement.

Après avoir dit, dans la première partie de ce travail, que la terre a un immense foyer qui la fait se mouvoir et s'agiter, nous dirons donc que nous avons le nôtre, qui nous fait mouvoir et nous agiter. Le foyer éteint d'une terre, elle doit perdre ses mouvements réguliers, et tomber, comme nous l'avons déjà dit, brûler, se réduire, et servir, par les agents qu'elle contient, à la création ou au développement de nouvelles planètes, ou devenir soleil ou satellite d'une autre planète animée, c'est-à-dire ce que nous nommons lune.

Tel est de nous: sitôt le cœur éteint, nous perdons notre équilibre, et roulons inertes sur la masse où nous avons été créés, en servant par nos débris à la création d'autres êtres ; mais, pour que ce principe de feu déposé en nous par la nature, s'éteigne avant les limites du temps fixé par elle pour notre longévité, il faut des accidents, et ce sont ces accidents que la science s'est chargée, non pas de prévenir, mais de combattre, mais en lui fournissant souvent des armes contre elle. Nous prendrons pour point de départ le choléra,

Ce fléau terrible que pas un savant n'a pu affirmer d'en avoir connu l'origine, pas plus que la nature.

Les uns pensent qu'il est engendré par des émanations morbides d'autres par une cause animée, qui se développe dans nos organes. Ces deux causes sont très-possibles ; mais qu'il nous vient de lointains pays , cela est moins admissible, car les émanations morbides peuvent s'épurer dans leur parcours, et la cause animée périr pendant sa migration.

Il serait donc selon nous local, et cette maladie ne nous est aucunement transmise, nous en portons sur nous le germe, comme l'espèce bovine le typhus, le chien la rage, et ce germe se développe quand. la température le lui permet.

Ayant dit que notre intérieur renferme un foyer brûlant, que nous nous mouvons, et nous nous agitons que par lui, ce foyer subit la même influence du froid et de la chaleur, que le foyer qui règle les mouvements de la terre, et que tous les foyers en général.

Nous sommes donc un diminutif de la nature céleste, puisque nous avons un foyer qui brûle constamment, puisque nous avons de la chaleur par nous-mêmes, et, que plus l'atmosphère est basse, plus nous avons le corps brûlant, et plus elle est élevée, plus la nôtre est basse et ceci toujours par cette loi constante d'opposition.

Il faut pour cela cependant, que l'harmonie des deux principes qui nous constituent, ne soit aucunement troublée, ce qui prouve que le principe albumineux a la même influence que le principe vital.

Voyons maintenant ce que ces deux airs, chaud et froid, ou principes différents, peuvent produire sur nous.

De l'air chaud.

N'étant qu'un diminutif de la nature céleste et qu'un très-petit diminutif même, cet air doit donc avoir sur nous une très-grande influence.

Comme tout le monde est à la portée de comprendre que, chaque principe cède toujours à l'influence de l'élément qui lui a donné naissance, il ne nous sera donc pas difficile de nous faire comprendre sur notre théorie du principe cholérique, ainsi que sur celle de toutes les maladies en général.

Ce feu, ce foyer, qui nous fait nous mouvoir et nous agiter, en même temps qu'il nous donne une température de 32 degrés environ, doit sans doute céder sous l'influence de la chaleur atmosphérique, s'élevant à ces degrés ou environ, en s'y maintenant un certain temps.

Cet air chaud que nous respirons dans une température élevée produit sur le foyer du principe vital, qui nous constitue, le même effet qu'un courant d'air chaud sur un foyer quelconque ; en présence d'un courant d'air chaud le foyer se calme, et si le courant d'air provient d'un foyer bien plus puissant que lui, il s'éteindra, sous l'inflence de son principe même, mais sans violence et sans efforts.

Et si au contraire, on lui donnait un courant d'air froid double-
ment supérieur à lui, il périrait également, mais d'une manière
bien plus violente, en brisant quelquefois même l'enveloppe qui le
contiendrait.

Nous disons donc que cet air chaud ou cette atmosphère élevée
dans laquelle nous vivons parfois développe, dans la région du
cœur, des gaz de chaleur.

Ces gaz paralysent l'action du foyer qui se trouve, par leur
présence, séparés du principe froid ou albumineux. Ces deux principes n'étant plus en présence directe, ils perdent donc de leur
vigueur; d'une action vive et déterminée ils tombent dans l'inaction,
car le principe albumineux se détend, à mesure que le foyer se
calme, en se voilant de ces gaz de chaleur que la respiration lui
apporte; et, sans autres accidents, la mort viendrait par une lente
et douce agonie.

Il en serait de même pour toute la nature terrestre, si une
couche suffisante de vapeur enveloppait la terre, et la privait des
rayons solaires. La nature resterait dans l'inaction; elle périrait,
mais périrait lentement, et cette cause serait due au trop grand
développement des principes salins, c'est-à-dire à leur trop peu
de consistance.

De l'air froid.

Si au contraire nous vivons dans une température beaucoup plus
basse que zéro, cet air froid que nous respirons, en tombant sur le
foyer, l'excite, l'anime à un point extrême, l'albumine se concrète
et le foyer se réduit lui-même, pressé d'une part par la concrétion
du principe albumineux, de l'autre, par l'air froid qui le dévore
en l'excitant de plus en plus.

Voilà pour l'influence directe de l'air sur les feux, sans autres
accidents.

Voyons maintenant pour les accidents, et des effets que doivent
produire les esprits et les salins sur ces mêmes feux.

Un feu qui s'éteindra par la présence d'un courant d'air chaud,
qu'on y verse de temps en temps des esprits; chaque fois qu'on
les versera, ils exciteront un jet de flamme; ce feu paraîtra s'animer.
Mais si le courant d'air chaud continue d'exister, il sera plutôt
éteint que si on l'avait laissé se couvrir et se couver sous sa cendre.

Mais si on avait jeté dessus des salins, il aurait fini violemment,
en se révoltant contre le principe contraire.

Il en est de même de nous, c'est-à-dire du foyer qui nous donne
le mouvement et la vie.

Toutes les maladies qui ont leur siége dans le côté gauche, soi-
gnées avec les alcools à forte dose le malade ne s'en relèvera jamais,
et sera même vite condamné. Il éprouvera, il est vrai, à chaque
dose une sorte de bien-être, car cet esprit donnera chaque fois au
foyer une sorte de vigueur qui redonnera à l'albumine de la consis-

tance, mais ce sera de courte durée. Ce jet de flamme éteint, il se trouvera davantage de gaz de chaleur entre les deux principes, et plus on donnera d'alcool, et plutôt le malade sera éteint.

Mais si on lui donnait des salins, cela ne servirait qu'à donner encore de l'abondance au principe albumineux, et sans aucun bienfait pour le foyer, car ce sont ces brumes qui paralysent son action directe sur le principe albumineux.

Mais cette température chaude, élevée, qui nous a communiqué le germe de cette maladie, ou excès de travail, ou même de profonds chagrins, aura aussi son influence sur la superficie du corps du sujet atteint, en excitant à la superficie l'albumine toujours par opposition; plus la température sera tendue à la chaleur, plus l'albumine se refroidira. Cette même albumine en se refroidissant attire sur elle le principe vital, le sang, et le sang attirera une autre partie d'albumine, ce qui formera bouchons sur bouchons. Nous reviendrons sur ceci, à mesure que nous développerons le caractère des maladies que nous analyserons.

Mais avant nous redirons donc que la nature, dans tout ce qu'elle a créé de viable, pouvant progresser et se développer, elle a déposé deux principes contraires, opposés, que c'est la lutte de ces deux principes l'un contre l'autre, qui fait la vie et le mouvement de tout ce qu'elle a créé susceptible de développement.

S'il est attaché au sol, il subira tous les caprices de celle qui l'a créé, s'il est mobile, mais n'ayant pas l'expérience ou les moyens de les parer, il les subira de même.

Nous trouvons cependant dans tout et partout, cet instinct de conservation, mais par les écarts que commets parfois cette mère oublieuse de ses devoirs, ils sont obligés de périr de ses trop grands excès.

Donnons ici un exemple de la vie animale : supposons deux individus de force égale (*ces deux individus vont représenter les deux principes qui nous constituent*), et l'un des deux ne pourra trouver du repos que dans la soumission de l'autre.

Sitôt en face : la lutte commence, ils se poussent se repoussent, voilà le mouvement.

A force de lutter ils tombent ensemble, épuisé; la fatigue les absorbe et les endort : voilà l'histoire de notre vie régulière.

Leur réveil se fait au même instant, parce qu'il sont de force égale, et le repos bienfaisant que le sommeil a procuré à l'un, l'a procuré à l'autre, et le même mouvement recommmence et aussi régulier.

Mais supposons ici un accident, une pierre lancée par un des spectateurs, un coup de bâton donné ou un faux pas causé par les inégalités du sol.

Le lutteur atteint, évidemment tombera, puisqu'il a besoin de toutes ses forces pour tenir tête à son adversaire; mais l'adversaire tombera sur lui, et le frappera jusqu'à ce que mort s'en suive : voilà l'histoire de nos maladies.

Mais si les spectateurs retirent et maintiennent celui que l'accident a favorisé jusqu'à ce que l'autre ait repris l'avantage que l'accident lui avait enlevé, la lutte recommence comme auparavant.

Ceci est l'histoire de la science qui a la main heureuse ; mais si les spectateurs au lieu de venir en aide à celui que l'accident a renversé le laissent frapper, ce sera l'histoire de nos maladies abandonnées à elles-mêmes. Le hasard joue ici son rôle, car l'accident qui aura frappé l'un peut refrapper l'autre d'une autre manière.

Mais si, au contraire, au lieu d'aider ou de rester indifférents, les spectateurs frappent sur celui que l'accident à renversé, il sera bientôt vaincu. Ce dernier sera donc l'histoire de la science qui se trompe.

Mais, dira-t-on, comment ne pas se tromper? Nous répondrons en ne se servant pas de poisons.

DU CHOLÉRA.

Cette maladie est causée par les émanations développées du principe de chaleur dominant ; l'air chaud que nous respirons, en tombant sur le foyer paralyse son action directe sur le principe albumineux, l'albumine se détend comme le foyer, reste sans vigueur.

Mais à la superficie a lieu tout le contraire. L'albumine excité à la superficie du corps par le principe de chaleur atmosphérique, se refroidit de plus en plus, s'irrite; mais, en s'irritant, il attire sur lui le sang qui le pousse et le presse ; et plus la température s'élève, plus l'albumine se concrète et se refroidit; le sang, attiré par ce principe froid, plus aussi s'irrite et le presse, mais aussi en attirant sur lui de l'intérieur du corps une autre partie d'albumine, qui le presse à son tour, et ainsi de suite.

Il y a donc pression tour à tour, bouchons sur bouchons, le principe albumineux qui a été excité à la superficie du corps par la chaleur atmosphérique, finit par se corrompre, étant privé de la régénération bienfaisante de son foyer principal, par la coagulation du sang qu'il a excité lui-même.

Le sang en fait donc de même, pressé qu'il est par l'autre partie d'albumine qu'il a excité, et l'air chaud que nous respirons paralysant de plus en plus l'action directe du foyer sur le principe albumineux.

Il y a donc division complète de ces deux principes; l'un, le principe albumineux, se trouve vaincu à la superficie du corps par le principe de chaleur atmosphérique;

L'autre, le principe vital, le sang, vaincu par le principe albumineux trop développé, trop détendu à l'intérieur par la présence des gaz chauds qui paralysent l'action directe du foyer.

Médication pour le choléra.

Le sujet atteint de cette grave maladie, lui lotionner le corps avec de l'eau de 10 à 12 degrés centigrades, ou ce qui serait le plus simple ce serait de l'envelopper d'un drap trempé dans un sceau d'eau fraîche qui réunit à peu près les degrés indiqués ci-dessus;

Lui en donner à boire, le forcer même s'il était besoin, mais à très-petites gorgées ;

Le faire respirer avec une pièce de cinquante centimes serrée entre les dents ou avec un dos de fourchette s'il y avait du danger avec la pièce de monnaie;

Le faire respirer cinq minutes sur quinze à vingt.

Et si la maladie ne frappait pas trop brutalement, se mettre simplement les mains et les bras dans cette même eau de 10 à 12 degrés, sauf à la renouveler sitôt qu'elle ne produira plus aucune impression, qui peut être l'équivalent de quatre à cinq minutes par litre, et il est aussi de toute nécessité d'en boire le plus que l'on pourra, mais toujours à très-petites gorgées comme si on la filtrait entre ses lèvres, et de ne pas s'alarmer des vomissements qu'elle pourrait provoquer si toutes fois elle en provoquait; mais toujours la respiration ci-dessus indiquée, parce que cette respiration est froide, et au lieu de paralyser l'influence du foyer comme le fait une respiration tiède, elle l'anime, l'excite, et les gaz qui se trouvent dans la région du cœur, gaz qui ont été amassés par la respiration du cholérique pour être restés trop longtemps dans une atmosphère trop élevée, en sont expulsés; le foyer se ranime et grandit, l'albumine qui s'efforçait de rejoindre son principe, excité par la chaleur atmosphérique dans les parties les plus éloignées du corps, est forcé de se rejeter sur le foyer que cette respiration rend de plus en plus ardent, et le sang que cette partie d'albumine poussait pour chercher à rejoindre son principe, se rejette sur elle, ainsi de suite, et le sujet revient à son état normal.

Pour l'eau au degré sus indiqué, elle contient en égales quantités les deux principes; en l'appliquant, le principe qui est en souffrance, faute d'être privé des relations directes de son foyer, s'empare avidement de son élément contenu dans l'eau de 10 degrés centigrades, c'est-à-dire si ce sont les sels qui soient coagulés ils se détendent en présence du tempéré, comme le principe de chaleur peut se calmer.

Mais comme les savants sont assez d'accord que la maladie est le produit d'une cause animée, nous l'acceptons, et le si simple remède que nous venons d'indiquer aura la même efficacité.

Ce parasite qui vivrait et pullulerait dans nos organes ne serait donc développé qu'à une très-haute température de 40 degrés au moins; il est entendu que cette température dont nous parlons ici de 40 degrés est la température de notre corps. Mais comme par notre médication, nous ramenons la température de notre corps de 40 degrés à 15 degrés, le parasite est donc forcé de périr, car tout être sortant de son élément doit périr infailliblement.

Exemple. — Nous comptons dans une année quatre saisons, qui sérieusement n'en font que deux, la saison d'été, et la saison d'hiver; mais supposons qu'au lieu de deux saisons nous en eussions vingt-quatre, puis au lieu que ce soit le soleil revenant vers le pôle nord, qui nous ramène le printemps et l'été, ce soit le premier quar tier et le plein de la lune.

Nous aurions donc vingt-quatre saisons dont douze d'été et douze d'hiver; que deviendrait la nature entière de notre globe?

Il est certain qu'elle périrait tout entière par le motif que les plantes n'auraient pas le temps de se reproduire, la partie animale manquant de nourriture serait donc forcée de périr malgré toute son adresse.

La nature s'en tiendrait-elle là? Ne le pensons pas. Elle produirait toujours jusqu'à ce qu'elle eût conçu des plantes et des êtres qui s'accommodassent de sa transformation, et pussent se reproduire eux-mêmes. Mais quelle en serait la forme et les espèces? Voilà sur lequel on ne peut faire aucune conjecture.

Ceci est la représentation de toutes les maladies qui peuvent se développer sur nous. Or donc, en ramenant de temps en temps la température de notre corps à 15 degrés centigrades, nous nous mettrons à l'abri de quelque maladie que ce soit.

Quand nous disons faire descendre la température de notre corps nous pensons être compris, c'est-à-dire quand la chaleur superficielle du corps ferait monter le thermomètre à 40 degrés, la réduire au point de le faire descendre à 15 degrés en éprouvant un frisson.

Jamais la science n'a donc sérieusement cherché à se rendre compte de ce que la nature nous a donné de réchauffer par notre respirations : nos doigts, quand ils sont trop froids, et refroidir nos aliments quand ils sont trop chauds.

Expériences faites sur nous-mêmes, la respiration froide a pour but de chasser les gaz de chaleur qui enveloppent le cœur, en excitant et ranimant ce foyer qui par sa chaleur, refoule l'albumine dans son lieu respectif.

La respiration chaude, son but à elle est de développer dans la région du cœur des gaz qui masquent l'action directe du foyer avec le principe albumineux.

Par la présence des gaz chauds, le foyer se calme, le principe albumineux se détend, et le sujet revient à son état normal.

Qui donc ne s'est pas rendu compte que plus les feux sont ardents, plus les salins se durcissent, que plus les feux sont voilés, masqués de brumes et de vapeurs, plus les salins se détendent,

Nous engageons le lecteur à nous prêter encore ici toute son attention : nous allons remettre sous ses yeux, comment s'opère dans la nature tous les mouvements réguliers et irréguliers.

Supposons une machine mue par la vapeur : trop de feu, elle saute; pas assez, elle s'arrête; trop de feu, elle finit brutalement; pas assez, elle s'arrête et finit sans secousse.

Pour les plantes : trop de chaleur, elles périssent brutalement; un seul coup de soleil suffit pour les détruire; et, si la température ne se maintenait qu'à 2 ou 3 degrés au-dessus de zéro, elles périraient lentement.

La mort des plantes par la chaleur provient de ce que les sels se coagulent, se durcissent, les rameaux privés de la séve que le cœur garde pour lui sont frappés instantanément de mort, ou d'une atteinte mortelle. Mais versez tous les jours de l'eau, de dix à douze degrés, vous verrez la plante renaître et grandir.

Pourquoi? Parce que cette eau, à ces degrés, fond très-bien les sels que la trop grande chaleur a fait se durcir, et la circulation de de la séve reprend régulièrement dans tous les rameaux, à moins qu'il s'en trouve de complétement desséchés. Mais il est clair que nous entendons parler ici d'une plante seulement en souffrance et non morte.

Si, au contraire, la plante, au lieu d'être frappée par la chaleur, la température se maintient à deux ou trois degrés au-dessus de zéro, les sels au lieu de se durcir, seront trop détendus, la plante ne pourra pas croître parce qu'il n'y aura pas d'opposition; elle périra donc, mais sans secousse; mais si elle descend trop bas, elle périra encore par le feu, c'est-à-dire le principe froid dominant supérieurement.

Pour être conséquent, il nous faut ajouter que cette plante, en périssant de l'une ou l'autre manière que nous venons d'indiquer, la nature viendra encore très-souvent en aide au principe qui la tue en développant en elle certaines espèces qui la rongeront avant quelle soit tout à fait éteinte.

Il en est donc de même chez nous, pourtant avec cette différence que la plante attend tout du hasard. Si la chaleur se continue un certain temps, la plante souffre et languit; si la température se maintient et que la plante soit condamnée à périr, c'est toujours le cœur qui s'éteint le dernier en retirant des rameaux inférieurs toute la vie qui s'y trouve. Pourquoi? Parce que cette plante ne peut pas se déplacer comme nous, étant attachée au sol, elle ne peut que prendre et recevoir ce que le hasard lui envoie.

Tandis que nous, nous avons cette faculté d'aller, venir, chercher, trouver et prendre au besoin. Mais avec cette faculté que cherchons-nous! des poisons; que trouvons-nous, la mort, la nature, et pour nous servir du langage harmonieux des poëtes, nous dirons la simple nature. A une plante qui meurt frappée par le principe de chaleur dominant, que donne-t-elle? Pour la rappeler à la vie, de l'eau de dix à douze degrés; si au contraire elle meurt frappée par le principe froid dominant, pour la rappeler à la vie elle lui donne une température de dix à douze degrés.

Tandis que nous, les superbes de la création, si la maladie qui nous tue est développée par le principe de chaleur dominant, on nous donne une médication composée avec des sels à plusieurs degrés au-dessous du zéro, qui forment un contact terrible, ou une médication à 20 degrés plus haut que le principe qui nous tue. Voilà généralement la médication qu'on nous donne, et vice versâ.

La simple nature est trop simple pour nous.

Sitôt atteint de la maladie nous ne sommes plus rien, et plus le langage de la science est barbare mieux nous le comprenons. Ce serait nous amoindrir que d'avoir seulement l'air de ne pas comprendre ; aussi abdiquons-nous, sans aucune réserve, notre libre arbitre, le savant fait comprendre qu'il ignore l'essentiel, qu'il ignore ce qu'il aurait dû primitivement étudier; le puissant se fait esclave, et l'orgueilleux confusément s'incline. Mais devant qui toute cette diminution ? devant l'erreur.

Du reste, l'avenir le fera connaître à nos enfants, du moins nous l'espérons. Tel on a dit des anciens, tel on pensera de nous, tel on a réformé, tel on réformera.

A ceux qui pensent que le choléra nous est apporté par les émanations du delta du Gange, cause animée, ou inerte, peu nous importe l'opinion.

Nous opposons ceci qu'il nous paraît étrange que cet air empoisonné ou cause animée ne s'attaque spécialement qu'à notre espèce.

Tandis que si on empoisonnait de l'eau, du vin, du pain, des viandes, et qu'on en donne à toutes sortes d'animaux vivants dans notre élément, tous en seraient généralement affectés, plus ou moins grièvement, s'il est vrai que cette maladie nous soit transmise par la respiration. Les animaux ne respirent-ils pas le même air que nous, vivant au milieu de nous, qui, mieux la majeure partie, vivent de nos débris ; nous redirons donc ici que nous ne nions nullement l'existence d'une cause animée, mais s'il en est ainsi nous en avons le germe sur nous, et ce germe ne peut se développer qu'à une certaine température et dans une partie du corps, où un seul principe domine, après avoir complétement détruit l'autre, et la cause animée ne se développe que sur les ruines du principe éteint.

Disons ici à tous ceux qui s'occupent de cette grave question ce qu'ils savent déjà cependant, enfin redisons-le, mais avec nos réflexions.

Nous dirons donc que sur les plateaux élevés, les plages ou les nuits sont toujours très-fraîches, le choléra n'y paraîtra jamais, et les maladies qui accableront le plus la population de ces localités ce sera les douleurs graves, aiguës, point de côté droit, tiraillement d'estomac, colique, gravelle et pierre, et une fin généralement cruelle.

Dans les vallons, les terrains plats et abrités, tous lieux où, à une certaine époque de l'année, les nuits au lieu d'être fraîches, sont tièdes et chaudes, le commun des maladies sera les points de côté gauche, les maladies de langueur, mélancolie, anévrisme, palpitations violentes, mais avec une fin presque toujours sans grande souffrance.

Nous engageons donc les savants à ne pas laisser passer ces observations, sans y apporter une sérieuse attention.

Nous pourrions demander en même temps, si le choléra de l'espèce bovine est porté dans les steppes par les émanations du delta du Gange.

Nous ne ferons donc pas ici l'énumération de toutes les maladies contenues dans l'abécédaire de la science médicale, car, pour nous, il n'y en a que de deux sortes : l'une, causée par le principe de feu coagulé, est tourmentée par le principe froid dominant ; l'autre, c'est le principe froid coagulé et tourmenté par le principe de chaleur dominant.

Exemple. — Supposons l'albumine coagulé dans une partie du corps. Dans un bras par exemple, la force du feu peut devenir telle que l'albumine se réduira à un petit globule de mercure, et ce globule ne sortira de là, que par un abcès, un clou, ou un bobo quelconque, car la violence du feu le durcira au point de le rendre inerte.

Mais dira-t-on, on peut l'extraire par les appareils galvaniques. C'est vrai, mais notre médication n'est-elle pas plus simple. Avec les applications constantes d'eau de dix à douze degrés, qui calmeront la violence du feu, l'albumine au lieu de se réduire à former un globule de mercure ou simplement de sel, par la libre circulation, retournera se régénérer à son foyer principal.

Observation. — Supposons un conduit de 20 mètres de longueur, on coulera une substance se durcissant à la température de 20 degrés centigrades.

Supposons maintenant un accident, un courant d'air froid, un cours d'eau froide passant sur le tuyau sur une distance de 1 mètre : avec un certain temps cette partie du conduit se fermera par la coagulation de la substance.

Ce bouchon arrêtera donc la circulation ; sera-t-il absolument nécessaire d'extraire ce bouchon pour la rétablir.

Non, il suffira seulement de rendre à cette partie du tuyau, la température de vingt degrés, et la dissolution de la substance aura lieu.

Autre observation. — Supposons un conduit transportant de l'eau juste à dix degrés.

Supposons également ce tuyau d'une longueur de vingt mètres, si le vingtième mètre se trouve dans une température froide, c'est-à-dire le princpe froid dominant, la glace peu à peu en arrêtera la circulation.

Mais si au contraire le vingtième mètre se trouve dans une température brûlante, ce sera par l'ébullition de l'eau le principe salin qui en arrêtera le cours.

Et les éruptions volcaniques, les tremblements de terre ne doivent avoir lieu que par la coagulation de ce dernier principe.

Les courants terrestres où passe toute cette eau brûlante viennent à se fermer par un amas de salins, et comme il faut à cette vapeur un débouché, elle brise tous les obstacles.

Mais si ce tube, où coulera l'eau de dix degrés, il faut un mois pour que la glace ait le temps d'en arrêter entièrement le cours, tous les 29 jours on le ramenait à la température de dix degrés, jamais il ne cessera donc de couler, car la glace amassée durant les 29 jours sera fondue et le cours reprendra son mouvement régulier, et vice versâ.

Tel est de cet exemple, tel est de nous. Si la chaleur atmosphérique s'élève et grandit, l'albumine qui est le représentant direct du principe froid, se porte aux extrémités du corps.

Et plus la chaleur atmosphérique est forte plus l'albumine se serre et se refroidit, mais en excitant elle-même le sang à se porter sur elle, et le sang par sa chaleur, excité du reste par la violence de l'albumine qui l'excite, attire de nouveau sur lui une autre quantité d'albumine, qui forme, comme nous l'avons déjà dit, bouchons sur bouchons qui se poussent toujours, par cette loi constante et suprême de l'opposition.

La chaleur excitant de plus en plus l'albumine, jusqu'à ce que ce principe séparé de son foyer soit éteint.

Le sang qui se trouve pris entre ces deux parties d'albumine est également privé de la régénération bienfaisante de son foyer, se corrompt aussi, de là la fermentation, le dépérissement du sujet, puis la mort.

Cette dernière explication doit suffire amplement à faire comprendre que l'eau à dix degrés détruira l'effet pernicieux de la trop grande chaleur atmosphérique.

La respiration obtenue, les dents serrées, ou une pièce de cinquante centimes entre les dents, redonne au foyer l'ardeur nécessaire pour que l'albumine se rejette sur lui au lieu de pousser, pour se porter en opposition à la chaleur atmosphérique, d'autant plus que son influence se trouvera paralysée par les lotions d'eau de dix à douze degrés.

Mais comme nous l'avons déjà dit, ces grandes applications ne sont nécessaires que pour les accès foudroyants. Mais en tout autre cas, il suffit seulement de se mettre les mains dans l'eau cinq minutes environ, par litre d'eau, et d'en boire un verre ordinaire, mais à plusieurs reprises, et à très-petites gorgées, et respirer cinq minutes sur quinze à vingt.

Il est entendu que cette explication est spécialement pour les accès cholériques.

AVIS ESSENTIEL. — Que l'on ne croie pas que le choléra frappe comme la foudre, huit jours au moins, peut-être quinze avant d'en être atteint :

De frais, — le corps devient brûlant, — quelques frissons, — la chaleur du corps augmente de jour en jour, — cette chaleur, arrivée au degré extrême il y a abattement, — fatigue, — même quelquefois fièvre.

Se lotionner en ce moment avec de l'eau fraîche, — en boire comme il est indiqué à l'article médication, — respirer de même, — et l'accès cholérique s'arrêtera à ce simple malaise, qui durera à peine vingt-quatre heures, parfois quelques heures seulement.

De la contagion du choléra.

Cette maladie n'est nullement contagieuse, ce n'est que l'appréhension, la crainte qui nous font prendre une attitude pensive, sérieuse, et cette position donne à nos organes une tension propre aux développements cholériques.

Dans cette attitude songeuse, nous ne respirons qu'un air tiède, c'est-à-dire que la partie de l'air que développe le principe de chaleur, et c'est cet air tiède qui paralyse l'action du foyer sur le principe albumineux.

Par la présence de ces gaz chauds, qui se développent entre ces deux principes, l'albumine est sans consistance normale, comme le foyer est sans chaleur, tandis qu'à l'extérieur l'influence atmosphérique continue son œuvre corruptrice.

Mais si au contraire on prenait un attitude souriante, l'effet serait tout à fait opposé.

De la théorie des feux allumés en temps d'épidémie et de l'attitude souriante.

Les feux, toujours par cette loi constante de l'opposition, attirent le principe froid atmosphérique, qui vient les exciter et les animer, et forme de distance en distance des courants d'air froid qui nous sont bienfaisants.

Plus on s'approchera de ces feux, plus on éprouvera de bien-être, et plus on se préservera du fléau, l'essentiel est de bien fixer le foyer, lequel on ne peut regarder qu'avec une physionomie souriante.

Dans cette position, on ne respire que la partie d'air appartenant au principe froid, cet air, en tombant sur notre foyer, l'excite, l'anime, cette violence du foyer donne de la consistance à l'albumine, qui, au lieu de chercher à rejoindre dans les parties superficielles du corps son principe, que la chaleur atmosphérique attire, est forcée de se rejeter sur le foyer qui lui présente de la résistance.

Le sang qu'elle pressait en cherchant à rejoindre son principe se rejette sur elle, ce qui fait que la tension des deux principes diminue à la superficie en s'harmonisant à l'intérieur.

Mais ceci ne pourrait toujours être que d'une courte durée si la température ne venait pas à changer.

Car il suffirait que d'une heure trop tard ou d'une nourriture dans la journée plus riche en salins qu'en alcool.

Ou que dans le cours de cette journée vous soyez plus affecté par un spectacle navrant pour que la maladie se déclare.

Moyens préservatifs du choléra.

Voici, de toute nécessité, en temps d'épidémie, ce que l'on doit faire.

Chaque matin, se rafraîchir les mains et tout l'avant-bras dans deux litres d'eau fraîche durant dix minutes ou environ.

En boire un demi-setier durant cette opération, mais toujours à très-petites gorgées et comme en la filtrant entre ses lèvres, et à plusieurs reprises.

Bien s'éponger la figure, — et respirer de temps à autre, une pièce de 50 centimes entre les dents ou la bouche presque fermée.

Pour les enfants, la quantité d'eau doit être proportionnée à l'âge. Un enfant de quelques années seulement, un demi-setier d'eau suffira pour le bain des mains, et une cuillerée ou deux à boire suffira.

L'industrie peut bien fabriquer des cigarettes pour tous les âges, des cigarettes très-plates et très-minces, bien entendu, comme elles devront être rondes pour les maladies contraires que nous indiquerons plus loin.

Bains des mains et eau à boire.

Pour grandes personnes, — deux litres d'eau, — y laisser ses mains durant dix minutes, — en boire un demi-setier ou le quart d'un litre, à plusieurs reprises, et la filtrant entre ses dents.

Pour enfants, — de 15 à 5 ans, un litre, en boire la huitième ou dixième partie du litre.

Depuis 5 ans, les mains dans un demi-litre en descendant jusqu'à un verre ordinaire pour le plus bas âge. — En faire boire depuis la moitié d'un verre jusqu'à une simple cuillerée.

De la respiration froide ou chaude.

La respiration froide — s'obtient au moyen d'une pièce de 50 centimes serrée entre les dents ou la bouche presque fermée.

La respiration chaude — s'obtient au moyen de quelque chose de rond serré entre les dents, tels que crayon, porte-plume ou quelque chose d'analogue, ou la bouche grandement ouverte.

Compresses ou lotions.

Grande personne, — une serviette ordinaire, et en diminuant à mesure que l'âge diminuera, et la conséquence de la partie affectée. Toutes les minutes, la compresse doit être renouvelée durant le temps de l'application, qui doit être de dix minutes environ ; qu'à moins que l'application s'exerce sur toutes les parties du corps, qui, dans ce cas, pourra aller jusqu'à deux minutes. Il n'est pas nécessaire que l'eau dégoute de la compresse, il suffit qu'elle soit simplement mouillée.

Il n'est pas non plus nécessaire de la remouiller chaque fois, il suffit seulement de la déployer et de la secouer pour la refroidir ; mais le mieux est d'en avoir deux, l'une qui se refroidit tandis que l'on opère avec l'autre.

MALADIES EN GÉNÉRAL.

Maladies de poitrine. — Bain des mains quatre fois par jour — eau à boire *id.* — respiration froide cinq minutes sur quinze à vingt — compresse entre les deux épaules, et sur toute la poitrine, quatre fois par jour dix minutes; mais tour à tour, et plusieurs heures après le bain des mains.

Point de côté gauche. — Compresse sur la partie douloureuse — respiration froide.

Point de côté droit. — Compresse sur la partie douloureuse — respiration chaude.

Palpitations. — Compresse sur la région du cœur — bain des mains — eau à boire — respiration froide.

Anévrisme. — Compresse sur la région du cœur — respiration froide — bain des mains — eau à boire.

Étouffement. — Bain des mains — eau à boire — respiration froide.

Apoplexie. — Lotions sur tout le corps, mais principalement sur la tête — eau à boire — respiration froide.

Paralysie. — Compresse sur toutes les parties affectées — eau à boire — respiration froide.

Colique, tranchée, épreinte. — Compresse sur la partie affectée — eau à boire — respiration chaude.

Fièvre cérébrale, typhoïde. — Lotions sur tout le corps, mais principalement sur la tête — eau à boire — respiration froide.

Maladie des urines. — Compresse sur la partie affectée — eau à boire — respiration chaude.

Rhume, coqueluche. — Compresse entre les deux épaules — sur la poitrine — eau à boire — respiration froide.

Folie. — De l'eau en abondance — fortes lotions — de l'eau à boire le plus possible — respiration chaude.

Épilepsie. — De l'eau en abondance, principalement sur la poitrine — de l'eau à boire — respiration chaude.

Rage. — De l'eau en abondance — de l'eau à boire — respiration chaude.

Hydropisie. — Compresse sur la partie affectée — respiration froide.

Maladies auxquelles la respiration n'est pas nécessaire.

Plaies, clous, furoncles, abcès, contusions, panaris, tournants, gangrène, piqûre et morsure par quel animal que ce soit. — Compresse jusqu'à ce que la douleur soit calmée.

Petite vérole, rougeole, scarlatine, muguet. — Compresse et lotions sur tout le corps — eau à boire — respiration froide.

Teigne, lèpre, gourme, démangeaisons de toutes sortes, gale, dartres, érysipèle, etc... — Compresse.

Dents. — Compresse jusqu'à ce que la douleur soit calmée.

Rucosité de la figure, du nez. — Compresse.

Des yeux. — Compresses et bains, toujours de la même eau, de dix à douze degrés centigrades.

Crampes, convulsions, contractions nerveuses. — Compresse — eau à boire.

Indigestion. — Bain des mains — eau à boire.

Maladie vermineuse. — Bain des mains — eau à boire matin et soir.

Mal de tête, migraine, coup de soleil. — Compresse.

Toutes les maladies de gorge, croup, etc. — Compresse.

Brûlure. — Compresse sur toutes les parties atteintes.

Goute. — Compresse, ou bain de la partie malade.

Cancer — tumeurs — quelqu'en soit la nature et l'origine. — Application constante sur la partie affectée.

NOTA. — Dans toutes ces affections, la raison devra dire le plus ou le moins de temps qu'il faudra pour recommencer les opérations et les continuer après le temps prescrit. Si la douleur n'était pas suffisamment calmée on prolongerait l'opération sans qu'il y eût aucun danger.

POUR TERMINER, nous donnerons une idée jusqu'à quel point nous avons poussé nos expériences, en demandant à nos lecteurs de bien se rendre compte de ceci :

Toute personne qui sera atteinte d'une maladie ayant son siége dans le côté gauche, telle que maladie de poitrine, étouffements, palpitations, anévrismes.

Nous dirons donc que chaque fois que ces personnes assisteront à un spectacle qui sera composé de scènes noires, tristes, lugubres, elles seront plus grandement affectées de leurs maladies.

Mais si, au contraire, elles vont dans un théâtre de vaudeville, de folie où elles riront, ou qui garderont seulement une physionomie souriante, elles en sortiront tout-à-fait bien.

Tandis que les personnes dont la maladie aura son siége dans le côté droit, ce sera tout à l'opposé ; elles éprouveront du bien-être dans les théâtres où seront représentées des scènes lugubres.

A quoi tiennent donc ces deux causes ? A ce que nous avons déjà dit. A ce que les affections du côté gauche sont le résultat de gaz qui se trouve dans la région du cœur, et prive le foyer de la présence directe du principe albumineux ; le foyer se calme, et l'albumine se détend.

Mais le sourire, en donnant à la physionomie une contraction serrée, fait que nous ne respirons dans cette attitude qu'un air froid ; cet air froid, en tombant sur le foyer, l'anime et l'excite ; les gaz en sont expulsés ; l'albumine, se trouvant en présence directe du foyer, reprend de la consistance, et une nouvelle vie semble renaître chez la personne affectée de la maladie.

Mais rentrée dans son intérieur, les peines ou les inquiétudes qui la tourmentent, qui sont peut-être même la source de la maladie, ou le régime auquel on la soumet, la fait retomber dans le même état.

Nous recommandons de plus à nos lecteurs ces bien plus minimes expériences : voyager sur une route par un soleil brûlant, traverser une place, regarder même les rayons du soleil, nous sommes forcés d'y sourire.

Vous voyez bien que la nature nous commande, et qu'il n'y a qu'une mauvaise routine, pour ne pas dire sottise, qui nous fait presque toujours repousser ce qui nous ferait plaisir, ce que nous désirons, sans comprendre qu'il n'y a que ce qui fait plaisir qui fait du bien, qui soulage.

N'importe quels aliments, donnez-les au corps. S'il les désire, c'est qu'il lui feront du bien. Rien ne connaît mieux ses besoins que la nature; et une salade mangée de bon appétit vous sera plus profitable que le morceau de viande le plus fin si vous le mangez à contre-cœur.

Qu'est-ce qui demande ? qu'est-ce qui cherche ? qu'est-ce qui désire dans la nature ? ce n'est toujours que le principe qui souffre et qui a besoin.

Nous avons l'espoir que notre théorie sera comprise vu sa clarté d'abord, et sa grande simplicité, car quelque soit le genre, la nature; ou le caractère de la maladie que nous subissons, se renferme dans ces deux seuls principes, principe de chaleur et principe froid.

Principe de chaleur dominant— maladie; principe froid dominant — maladie.

Principe froid dominant, irritation du principe de chaleur — principe de chaleur dominant, irritation du principe froid.

Il y a donc toujours un extrême à combattre, ce que la science sait fort bien. Mais comment combat-on généralement cet extrême?

Sur ces deux points la science est divisée; les uns combattent l'extrême chaleur par la chaleur; les autres par l'autre extrème, c'est-à-dire par le froid, comme ils combattent l'extrême froid par le froid, et les autres l'extrême froid par l'extrême chaleur.

Nous croyons devoir dire ici que ces moyens ne sont ni justes, ni raisonnables, et ne sont tous les deux que le résultat de théories erronées.

Que dirait-on de celui qui, pour venir au secours des plantes qui souffrent de la trop grande chaleur, demanderait une chaleur plus forte, en disant qu'il faut détruire le feu par le feu, ou la chaleur par la chaleur.

On dirait de lui à peu près de ce que l'on dirait d'un autre qui demanderait la gelée, c'est-à-dire vaincre la chaleur par le froid.

Qu'ils sont des farceurs d'abord, puis si on s'apercevait qu'ils parlassent sérieusement, on leur répondrait par un sourire et un haussement d'épaule très-significatif.

Donc traiter, le feu par le feu est une erreur, comme de traiter le froid par le froid, où l'extrême chaleur par l'extrême froid, et vice-versâ.

Notre système à nous est de guérir l'extrême chaleur par le tempéré, et l'extrême froid par le tempéré.

Toutes les affections, soit locale ou générale, ne sont produites que par la domination de l'un ou l'autre de ces deux principes ; si le principe de chaleur domine, le principe froid, c'est-à-dire l'albumine, se coagule et se durcit, et plus la partie affectée devient brûlante, plus l'albumine se concrète, puis sitôt la circulation interrompue, la fermentation commence, pour produire ce que la nature seule à le secret.

Mais les compresses d'eau tempérée ramènent ces deux principes à l'état normal, soit en rafraîchissant l'un, soit en réchauffant l'autre.

TYPHUS CONTAGIEUX.

Cette maladie a le même caractère et la même origine que le choléra. Elle est le produit d'une nourriture trop abondante en salins. — Que les sujets ne se désaltèrent qu'avec l'eau chaude des fossés ou des mares qui bordent leurs pâturages ; qu'ils vivent dans une température trop élevée, soit dans les étables où on les loge, soit dans les prairies trop abritées où ils prennent leur nourriture.

La grande quantité de gaz chaud qu'ils respirent calme l'action directe du foyer sur le principe albumineux ; ce dernier se détend, l'albumine perdant de sa consistance normale, le sujet tombe dans l'anéantissement, sorte de mélancolie qui le conduit à la mort.

Médication. — De fortes lotions sur toutes les parties du corps du sujet atteint (ne se servir toujours que de l'eau de 10 à 12 degrés centigrades), lui en donner à boire souvent, mais jamais plus d'un litre à la fois.

Établir dans les étables de grands courants d'air, ou les sortir des pâturages trop abrités, car la respiration d'air froid est de toute nécessité pour expulser les gaz de chaleur amassés dans la direction du foyer, pour lui donner la vigueur nécessaire pour lutter avec le principe albumineux.

Le dernier mot.

Il n'appartient qu'à l'avenir seul de le prononcer, et nous avons l'espoir qu'il le prononcera pour l'ensemble, la justesse et la simplicité de notre théorie.

Clichy.—Imp. MAURICE LOIGNON et Cie, rue du Bac-d'Asnières, 12.